LE

PROCÈS DES FÉCULES

Paris. imprimerie de Dubuisson et Ce, 5, rue Coq-Héron.

DEGUSTATION MÉDICO-HYGIÉNIQUE

LE

PROCÈS DES FÉCULES

Tapioca, Sagou,
Arrow-Root, Salep, Fécules d'igname, de pomme de terre, etc

LEUR NON-VALEUR ALIMENTAIRE

ET DE

L'ATROPHIE DES ENFANTS QUI EN SONT NOURRIS

PAR

LE DOCTEUR DEROCHE

Alimenta imbecillimæ materiæ
(CELSE.)

CHEZ L'AUTEUR
67, BOULEVARD BEAUMARCHAIS, 67

PARIS

1864

Ceci n'est point vaine chicane;

Mais *action* justement fondée et de *première utilité publique*...

Les FÉCULES sont en cause — ces produits *dits* alimentaires d'innovation moderne.

Je divulgue leur *indignité* — chapitre de leur histoire par trop méconnu.

Je dénonce aussi leur *malfaisance*, — autre chapitre complétement ignoré;

Et je plaide encore pour quelques saines coutumes de nos pères (qui nous valaient bien comme santé).

Tels sont mes deux chefs d'accusation, le fonds du procès, le but que je me propose.

Procès bien en règle : témoignages, pièces de conviction, corps de délit, rien ne manque au dossier... et les accusés ne font pas défaut ; — fièrement ils s'étalent sous les appellations les plus baroques : c'est le *Tapioca*, c'est le *Sagou*, l'*Arrow-root*, le *Salep* et autres *espèces* du genre.

Quoi ! les Fécules partout où il faut du ton, du réconfortant... chez les convalescents, les délicats !

Quoi ! ces misérables denrées en PUÉRICULTURE !... pour nourrir les petits enfants !

Quoi ! leur éloge dans toutes les bouches !...

La raison, s'il vous plaît, de cette réputation d'excellence ?

La Mode, dit-on..., le goût du jour, — ou bien l'on répond qu'on n'y a pas songé !...

Négligence impardonnable !...

Mode exécrable ! dont la ruine importe plus

à la Salubrité que tous les travaux d'assainissement en cours d'exécution.

Pour que le jugement vienne d'en haut, je les cite à la barre de l'Hygiène.

Aux Gardiens de la santé publique, seuls juges compétents, de statuer contre la consommation banale que l'on en fait.

En attendant la sentence, la FOULE, que j'admets à l'Audience, reconnaîtra, séance tenante, quelle sottise de prendre les FÉCULES pour aliments de bon aloi !

Du réquisitoire, je m'en charge, — pourquoi m'en défendre, parlant dans l'intérêt de tous...

Je sais bien qu'il y a beaucoup à redire et sur la forme et sur le *ton* — mais je tiens à être compris du plus grand nombre ; et puis, dans une question qui touche à nos chères santés, peut-on se prononcer d'une façon trop tranchante !... Quant au fond, je m'appuie sur les données les plus certaines ; mes expériences sont faciles à répéter ; les faits que je signale, chacun peut en rencontrer : ils courent les rues.

On me montrera peut-être quelques exceptions ; il y en a bien aux règles de la grammaire.

Il n'est pire cause qui ne trouve bon avocat... s'il se lève un défenseur qu'il soit sérieux et sincère...

Surtout sincère !

Je l'attends.

Juillet 1864.

INDIGNITÉ

—

Puisqu'il s'agit d'un *réquisitoire*, d'abord l'exposé des griefs, et, comme on dit au Palais, *afin que nul n'en ignore* — même qui hésiterait à s'aventurer dans ces pages lourdes et indigestes — notre conclusion tout de suite ; viendront plus tard preuves et témoignages à l'appui.

Qu'on ne s'y trompe pas ! c'est de toutes les FÉCULES, de tout ce bagage plus ou moins exotique des Tapioca, Sagou, Arrow-root, Salep, etc., etc., qu'il faut faire justice; aussi, sans distinction de nationalité, de sorte commerciale, de griffe de garantie, de tous nous le disons (1) :

Trop loués, trop prônés au détriment de la santé publique ; vertus de convention ; mystifications alimen-

(1) Il est bien entendu que dans tout ce qui suit, il n'est question que de produits seulement ; quant à Messieurs nos Pourvoyeurs, peut-on leur reprocher de faire valoir leur marchandise ! s'ils nous livrent du *creux* pour du *massif*, ils ne s'en doutent probablement pas : leur pureté intentionnelle est donc hors de cause.

taires ; piéges aux estomacs ; casse-cou des enfants ; fléau des familles ; et, admettant bien quelques circonstances atténuantes, requérons toutes mesures restrictives contre l'Industrie qui les exploite.

Me voilà par trop en opposition avec l'opinion courante pour être cru sur parole ; heureusement ! j'ai de bonnes preuves à faire valoir, et, fussiez-vous *dilettante* du Tapioca, j'entends que vous applaudissiez à l'arrêt de déchéance !...

Ainsi que vous, lecteur, et aussi profondément, je m'incline devant tout chef-d'œuvre de *Comestibilité* ; et personne ne s'applaudit davantage d'une digestion sans peur et sans reproches ; mais, convenez-en (je ne vous crois pas l'estomac assez contemplatif pour n'être pas de mon avis) la belle avance ! le mince résultat ! si de ces plats tant délectables, tout passe, *se consume* sans entrer dans la ronde de la Nutrition, ou, plus simplement, si tout est perdu pour la Restauration !

Revenez donc de votre étonnement en voyant les FÉCULES à l'index : ce défaut, ce vice, toutes, oui toutes, en sont affligées. Tyrannie de l'estomac ! avec ces soi-disant aliments pour tout service je vous vois bientôt entre le *vivat* et le *requiem* ; faites-en l'expérience si cela vous plaît, mais je ne vous le conseille pas. De crainte que la fantaisie ne vous en prenne, voici la loi et les prophètes : *Ce n'est pas ce qu'on mange qui nourrit, ni ce qu'on digère, mais ce qu'on utilise dans le sens le plus heureux à la satisfaction du besoin de restauration* (1). On jugera tout à l'heure si, de *ces principes heureusement utilisables*, la su-

(1) Bouchardat, de l'*Alimentation insuffisante.* Thèse de concours, 1852, page 66.

perbe collection en renferme un peu, beaucoup, ou pas du tout.

Avant tout, n'exagérons rien, rendons justice et n'effrayons personne.

D'abord, qu'on ne m'accuse pas de vouloir faire sécher cette branche de l'Industrie ; si je combats l'intrusion des Fécules, à Dieu ne plaise ! que j'en fasse table rase. Aliments qui défilent sans profit, j'y vois un artifice excellent pour tenir les malades à la diète... tout en les laissant manger ; *item*, parfaites pour tromper la faim en attendant l'heure du repas ; *item*, délicieuses pour les *nuages* des derniers services ; en outre, l'épaississement des *mordants*, l'empesage et l'encollage, la fabrication de certains sirops et de certaines eaux-de-vie, les accessoires de toilette, bains, cataplasmes et autres applications limitrophes leur offriront encore un débouché raisonnable.

Qu'on ne s'imagine pas non plus que je les signale de digestion hasardeuse — à la façon de certains champignons — loin de là : elles coulent à merveille, fondent sans efforts, séjournent à peine dans le corps ; sans viser au jeu de mots très justement on peut le dire : ce sont de véritables aliments de *passage*.

Rassurons encore les habiles (terme poli) qui nous livrent de l'*indigène* pour de l'*exotique*. Qu'ils dorment en paix ! On ne les chicanera jamais là-dessus et la raison en est sans réplique : *Coloniales ou non, toutes les Fécules sont égales devant l'estomac !*

Rien d'étonnant :

Toutes les FÉCULES représentent un seul et même principe : l'AMIDON (1), « qui a dans toutes les plantes des pro-

(1) Dans le langage scientifique les mots Amidon, Fécule, sont pris comme synonymes ; — dans les usages économiques on donne plus spécialement le nom d'amidon à la fécule des

priétés communes et ne forme qu'une seule espèce (1). » Poudre ou granules, aiguilles ou grumeaux, c'est toujours la même substance accommodée à la mode de chaque pays. Quelques *millièmes* de millimètres de plus ou de moins dans le volume du grain, quelques particules odorantes impondérables, toute la différence est là ; Amidon de blanchisseuse ou Fécule du sérail, les forces digestives — *ces cuisinières de l'économie* — sont aussi bien aux abois d'un côté comme de l'autre.

Que si vous désiriez savoir la composition de cette Fécule ou Amidon puisque c'est tout un, voici ce qu'un chimiste vous répondrait en chiffres ronds, pour ne pas charger votre mémoire des fractions : cette substance n'est purement et simplement qu'une combinaison d'*oxygène*, d'*hydrogène* et de *carbone* dans une proportion telle que 100 grammes en contiennent 49 du premier, 6 du second et 45 du troisième ; puis, n'oubliant rien, il ajouterait qu'on y trouve pas mal d'eau — de 25 à 45 pour 100 suivant que la dessication s'est opérée à l'air sec ou humide.

Pour qui sait à quoi s'en tenir sur la condition *expresse* de la qualité nutritive, les débats sont clos, puisque, dans cette analyse — signée de premiers experts — il n'est pas question de la moindre trace d'*azote*, élément si essentiel qu'on a pris l'habitude d'évaluer la vertu nourrissante des aliments d'après la quantité qu'ils en contiennent. Liebig le dit assez : *les substances non azotées sont incapables de servir à la nutrition* (XIXe lettre) ; *les composés non azotés ne peuvent être employés à la nutrition*

graines et celui de fécule à celle retirée d'autres parties des plantes. On se sert indifféremment de ces deux expressions. (*Guibourt. — Drogues simples*, 1849, t. II, p. 129).

(1) Bouchardat : *Matière médicale*, t. II, p. 163.

du sang (XXe lettre). Déduction rigoureuse : les comestibles les plus simples ne sont pas les meilleurs.

Mais tout le monde n'est pas forcé d'être si bien renseigné ; — poursuivons.

Les FÉCULES ne sont pas seules de si basse valeur : une foule d'autres produits, figurant cependant très honorablement sur nos tables, sont aussi mal partagés : le Sucre, par exemple, pour citer le plus connu et le mieux goûté ; — mais nous avons le bon sens de les laisser aux accessoires ! — et, dans leur disgrâce, les Tapioca, Sagou et autres *ejusdem farinæ* se consoleront de compagnie avec certain comestible d'aussi mauvais aloi qui aurait eu bonne part de médailles et peut-être mieux encore s'il y avait eu Palais de Cristal de son temps : je parle de la Gélatine. Aujourd'hui discréditée, à jamais rayée de toute alimentation réglée par l'hygiène ou la saine gastronomie — il n'en est plus question, sinon, pour rire des illusions des économistes et des médecins relativement aux propriétés réparatrices des soupes portatives que l'on s'ingéniait à retirer de crosses de parapluies, même de boutons de guêtres (qu'on ne croie pas que ce soit une plaisanterie !) (1).

Tel je demande arrêt contre les Fécules.

La Gélatine, après tout, ne s'adressait qu'à de grandes personnes finissant toujours par compenser, d'au-

(1) On se méprenait à ce point que le gouvernement français faisait imprimer dans les instructions destinées à répandre l'usage de la gélatine : « *un os est une tablette de bouillon formée par la nature — un étui, un manche de couteau, une douzaine de boutons d'os sont autant de bouillons volés à l'indigence.* » (Bérard, *Physiologie*, tome I, p. 586) ; et la Faculté de Médecine, appelée à déguster ces bouillons, « *les trouva préférables, pour les malades, aux bouillons de bœuf ordinaires.* » (Textuel.)

tre part, l'insuffisance de leur ration, tandis que les malheureuses fécules, véritable *oïdium* de la jeune génération, planent sur les familles, s'abattent sur les enfants, les *atrophient* et les déciment. En vérité, quand je crie, *à la borne les fécules!* ne suis-je pas autrement fondé que Bérard ramenant la gélatine des os à sa seule et proverbiale destination alimentaire... à l'usage des chiens! *sunt ossa canibus.*

Nous voilà loin du brevet d'excellence!. Cependant, je ne fais que compléter, en le mettant en relief, le sentiment des premiers dans la science. Que les incrédules consultent M. Payen (où trouver meilleur juge!); ils verront bientôt si je sors des limites d'une saine appréciation.

L'illustre professeur leur répondra que les Fécules ne sont que des « aliments légers, faciles à digérer, peut- » être, mais qui *ne peuvent ni ramener ou entretenir » la santé, ni développer ou soutenir les forces...* » (*Traité des substances alimentaires*, 1856) et plus loin, p. 338 : « Aucune fécule seule ou sucrée ne peut cons- » tituer un aliment complet : l'addition d'une faible » dose de légumineuse, de céréales ou de chocolat ne » suffit pas pour compléter sa qualité nutritive. »

Maintenant, que les Tapioca-crécy, au cacao, le Racahout « moins arabe que ceux qui le débitent (1), » viennent se poser en aliments de ton, de soutien... *analeptiques recommandés par nos meilleurs médecins* suivant la rubrique stéréotypée (2)!

(1) Isidore Bourdon, *Notions d'hygiène pratique*, page 22.

(2) Autre affiche faisant bon marché de la gastrosophie des médecins; il s'agit d'une *machine* au chocolat « *composée de fécules analeptiques, nutritives, toniques, de très facile digestion*, RECOMMANDÉE PAR PLUSIEURS MEMBRES DE L'ACADÉMIE DE MÉDECINE ET TOUTES LES ILLUSTRATIONS MÉDICALES. »

A quand une bonne censure des annonces mensongères!...

Mais je n'en ai pas fini avec ces pénuries coûteuses ; j'y reviendrai.

Pauvreté n'est pas vice, dit-on ; en morale, j'y souscris, pour la consolation de ceux qui n'ont pas grand'chose à se mettre sous la dent ; en matière de nourriture, je défends bien qu'on en fasse une qualité. Passe encore pour l'indigence, mais le dénûment !... l'extrême disette !... Comment qualifier les substances de cette catégorie — nos Fécules, par exemple ?... Je l'accorde, qu'elles prennent le nom de *comestibles*, puisqu'on peut les manger à dose compacte (le Sucre aussi est un comestible, bien qu'on n'ait jamais compté dessus pour se raffermir dans l'existence), mais qu'elles s'affichent *aliments*... halte-là ! rien de moins alimentaire. Pour mon compte, je suis bien embarrassé : comme il faut me prononcer, c'est *ingrédients* que je les nomme.

Oui, ingrédients, et tant misérables et tellement épuisés que si, désireux de les coter à leur juste valeur, vous les creusez, les analysez, les tournez et retournez en tous sens, pour tout chiffre au total, à la colonne des millièmes comme à celle des unités, vous ne trouverez jamais que ZÉRO.

Que c'est bien dit légèreté !

Pauvres comestibles !... Et le plus regrettable, c'est que nous sommes loin de les tenir des mains de la Nature si traîtreusement *fruit-sec* ; ce n'est qu'au sortir de l'Usine qu'ils sont déchus à ce point de *nullité*.

D'habiles industriels, jaloux d'offrir du nouveau, spéculant aussi sur la faiblesse du public pour tout ce qui flatte l'œil, se chargent de ce soin. Je fais grâce de l'opération de l'épuisement à outrance, et de la série de lavages pour se débarrasser des quintessences nourricières.

Quelle satisfaction, les profanes! quand ils l'obtiennent enfin bien lessivé, leur produit *eunuque* du nom de Fécule ou Amidon. Principes des digestions fécondes, qu'êtes-vous devenus? Au loin les eaux les entraînent pour infecter le voisinage de leur fermentation, ou bien, quand on se donne la peine d'en réserver, c'est pour les jeter aux pourceaux! Quant à la Fécule, n'ayez peur qu'on en perde...

Ainsi purifiée (dites *démonétisée*, car sottement vous avez lâché la proie pour l'ombre en éliminant les parties les plus nutritives, les plus fortifiantes, les plus grasses, les plus sapides, les plus odorantes, les plus abondantes en sels terreux, les mieux pourvues de ferments qui facilitent la digestion et l'assimilation), ainsi démonétisée, précieusement on la recueille, soigneusement on l'égoutte, puis artistement on la façonne, suivant les besoins de la *place*. Enfin, paquetée et ficelée dans son papier de parade, la voilà constellée de médailles, se pavanant aux yeux de la galerie comme quelque chose d'inappréciable pour estomacs de tout âge, tout rang et toutes conditions de santé. C'est blanc, c'est léger et fort alléchant ma foi! pour qui s'en tient à la bagatelle de la porte, et la foule de se presser au comptoir de l'épi... pardon! de l'approvisionnement alimentaire. Sans doute, ce qui ne vaut rien est toujours trop cher, mais soyons indulgent. Les Fécules se mettent à la portée de toutes les bourses : pour vingt centimes, une société de douze personnes est à même de se bourrer de TAPIOCA (1).

On comprend encore l'entraînement du public; mais la police de Salubrité? mais les Médecins? Belle question Des produits de si flatteuse apparence, personne n'y

(1) Je m'en prends particulièrement au Tapioca comme fécule tombée dans le trivial.

prit garde ; on les laissa passer. Quant aux médecins, qui devraient avoir si bonne entente des choses de la bouche, ils ont surenchéri sur le public ; j'en vois peu qui ne prennent les Fécules comme les limites du *comfort*. Les preuves ne manquent pas, rien que dans les livres de science officielle... je citerai quand on voudra. J'ai là aussi quelques *menus* des agapes du corps médical ; devinez à qui l'honneur de l'ouverture ? au gluant Tapioca ! *de l'empois solide !* comme dit M. Payen (1), pour vous épanouir les houpes gustuelles... Ah ! messieurs les commissaires, vous êtes doctes, très doctes, mais vous péchez contre la bonne gastronomie comme les premiers venus !

Cet engouement, je l'ai partagé (pourquoi m'en défendre ! me trouvant en si bonne compagnie) ; mais aujourd'hui que j'en suis revenu, je le répèterai tant et tant qu'on finira bien par se le graver dans la mémoire : non, les FÉCULES ne sont pas des ALIMENTS ; elles n'en sont que l'enveloppe, la carcasse... Ce n'est plus que du vide, et là où il n'y a que du vide, la digestion perd ses droits. Lecteur peu disposé à vous payer de phrases creuses, passez-moi cette comparaison : il vous est aussi difficile de composer un plat nourrissant avec les Fécules que de faire un civet avec une peau de lapin. Vous me direz que cette peau est bien lavée... Beau mérite ! pour prendre le pas sur les aliments sains, utiles et économiques à la fois, consacrés par l'usage.

Des médailles aux FÉCULES ! (réclamations de la colle de Flandre) tout beau, SEIGNEURS AMIDONS ! Problablement qu'on sommeille quelquefois à l'heure des distributions ; ou plutôt, ces récompenses dont vous faites si grand étalage ne s'adressent-elles pas à d'autres produits vrai-

(1) Payen, ouvrage cité, page 110.

ment estimables de même exploitation industrielle (1) ?

Mais il ne faut jurer de rien, et l'on doit s'attendre à tout ; aussi ne serais-je point étonné d'entendre charger les Jurys d'un pareil délit de lèse-hygiène. En attendant, comment les Fécules ont-elles fait si beau chemin, qu'aujourd'hui il n'est ville ni village qui n'en soient infestés !

Primo, accusons notre folle tendresse pour tout ce qui sent l'exotique : le Tapioca du Brésil ! le Sagou des Indes ! l'Arrow-root des Antilles ! le Salep de Perse ! Comment résister à des noms si baroques, à des origines si lointaines ! (Je passe sur les arrivages de la Brie ou de la plaine de Bondy qui ne pouvaient faire de miracles dans leur pays sans habits d'emprunt.) Et les Fécules s'installèrent parmi nous à la façon de ces chevaliers qui se donnent les plus beaux titres, mais à qui personne ne songe à demander les papiers.

Aimez-vous la Fécule ? ne soyez pas en peine, vous en trouverez partout... jusque sur le plateau de bal. En Angleterre, on s'indigère de la belle manière avec les *puddings* au tapioca.

Autre chance :

La grande invasion des Fécules se fit sous la terreur de la *gastrite*. Comme elles arrivaient à point ! si douces au toucher ! si agréables à l'œil ! (du goût, je n'en parle pas, les avis sont trop partagés), si légères ! surtout si légères ! !... Et le Tapioca, le Sagou, la Fécule de pomme de terre rivalisèrent avec l'eau de gomme pour affamer les malades et les envoyer dans un monde meilleur. Le système croule, Dieu merci ! mais, moitié routine, moitié

(1) Je parle des pâtes féculentes, et particulièrement des farines de légumineuses (*pois, haricots, lentilles*) fort recommandables aux classes qui ne peuvent bénéficier des qualités de la viande.

indifférence, les ingrédients n'en prospèrent que de plus belle sous le patronage de la Faculté.

Les FÉCULES firent encore leur chemin à l'ombre de la grande réputation des FÉCULENTS, grâce aussi à eur air de famille avec ces dignes aliments.

> Fine fleur de froment et mets de cette espèce
> Nous feront arriver à l'extrême vieillesse.

disait l'école de Salerne.

On prit les Fécules pour quelque raffinerie à l'usage des délicats : on salua les Amidonniers-féculistes comme abstracteurs de quintessence alimentaire, et les braves Féculents, on les laissa au gros public, qui ne s'en porta pas plus mal ; méprise aussi choquante que la bévue de prendre du Ruolz pour un métal précieux.

FÉCULE, FÉCULENT, on va croire que je joue sur les mots, habitué que l'on est à prendre ces deux expressions comme synonymes. Qu'on ne s'y trompe pas ! il ne s'agit pas seulement de nuances légères, à peine sensibles, mais de propriétés si opposées, qu'avec les Féculents les plus modestes, pomme de terre, gland, du foin si l'on veut, un animal se suffit, pourra même engraisser, tandis qu'en le nourrissant des Fécules les plus somptueuses, on le condamne fatalement à périr de faim.

J'en demande bien pardon à qui n'y voit que différence de prix ou d'origine, mais je dois encore insister sur cette distinction que l'hygiène a tout intérêt à maintenir.

Les FÉCULENTS, soit consommés au naturel, soit après leur incarnation en la chair des animaux qui s'en repaissent, représentent une grande série de précieux aliments, base de la nourriture du genre humain. Tous, jusqu'aux derniers, tous livrent à la digestion les principes alimentaires les plus nécessaires, savoir : de l'Albumine, de la

Fibrine, de la Gélatine, de la Caséine, des matières grasses, sucrées, et presque tous les sels qui représentent la part de la terre dans notre corps; le tout plus ou moins *agglutiné* et en gisement dans l'*amidon*. La proportion de ce mélange est le signe, la mesure de leur pouvoir nutritif : « il est donc inexact de dire que certains aliments, renfermant peu ou point de ce mélange, nourrissent plus que d'autres qui en renferment davantage. » (Bérard, *Physiologie*, t. 1, p. 66.)

On va dire que je me répète, — mais certaines vérités ne sont acceptées qu'à cette condition. De ces principes tellement indispensables que la machine languit, se dégrade dès qu'elle en éprouve la moindre privation, voici ce que nous trouvons à l'inventaire des fameuses FÉCULES : albumine, *zéro*... fibrine, *zéro*... gélatine, *zéro*... caséine, *zéro*... matières grasses, sucrées, *zéro*... principes minéraux, *zéro*, *zéro*, mais, en revanche, de l'AMIDON, encore de l'AMIDON, toujours de l'AMIDON ; de l'AMIDON pour le fond, ne l'oubliez pas; pour la broderie, de l'AMIDON. C'est, aussi mal nantis, que les Tapioca, Sagou, Salep, se donnent des airs de filet de bœuf! Est-ce assez présomptueux! promettre du ton, de la fibre, quand, au pétrin, ils ne sauraient donner un petit pain d'un sou! Enflez-vous, pitance de pacotille! encore, encore et encore; quand vous devriez crever, vous n'en approcherez pas (1).

Allez! vous faites beau jeu à la *lentille*, et je ne m'étonne plus des milliers de cures qu'elle affiche, depuis qu'on se gorge si largement de votre creuse substance. Mais, soit dit en passant, bon public, pourquoi, si tu ne tiens pas à continuer la tradition d'Esaü (qui ne la mar-

(1) . . . . *Non si te ruperis*
Par eris.

(*Horace*, liv. II, sat. 3.)

chandait guère), la payer vingt fois son prix sous l'anagramme de son nom latin : *Ervum lens* (lentille), *Erva lenta*, *Revalescière!*

La seule et vraie place des Fécules, la voici : en tête de la piètre catégorie : *alimenta imbecillimæ materiæ:* en bon francais, les creux aliments des.... je n'achève pas, par égard pour tant de consommateurs revenus déjà de leur erreur.

Maintenant, consultons un peu les animaux sur ces prétendues *excellences*.

Que l'on abandonne aux souris *fécules et féculents*, et l'on verra si leur flair ne vaut pas notre clairvoyance. Tenez-le pour certain, aucune ne s'y trompera; je l'ai vérifié plusieurs fois, en amorçant avec ces denrées, et pas une de la gent rongeuse n'est tombée dans le piége au Tapioca.

Une autre fois je disposai un mélange de fécules et de grenailles dans le voisinage d'une fourmilière ; la fourmi n'hésita pas dans le choix du bon grain.

Les poules non plus ne balancent pas : elles ne picotent les fécules que comme pis-aller... et encore, combien de cérémonies! Ces expériences m'ont été suggérées par la réplique d'une bonne femme de campagne, fort experte dans l'*élevage* des enfants. Un jour que je m'étonnais de ses cataplasmes au Tapioca : — (candides parents, mettez-vous donc en frais!) — je ne suis *pas médecin*, dit-elle, *mais tant que la souris de la huche ne touchera pas au paquet jaune, on ne me fera jamais croire qu'il y a dedans quelque chose de bon pour les gens.*

Finissons-en avec ce parallèle déjà bien long en répondant aux beaux-parleurs qui ne manquent jamais de mettre en avant la farine de *manioc* pour faire mousser le Tapioca.

Encore une fois non ! Il n'est point ici question de *fécule* mais de belle et bonne farine, telle que celles de nos contrées, avec son précieux contenu de substances nutritives. Une fois purifiée de certain principe malfaisant (1) et mélangée au froment, cette farine de manioc donne un pain très nourrissant ; les naturels en font encore une semoule du nom de *couaque* qui fournit des potages parfaits ; ils en fabriquent aussi un biscuit solide fort estimé sous le nom du *pain de cassave.*

Tout est bien jusque-là ; mais, viennent les Amidonniers avec leurs engins de lessivage, et cette farine de manioc, si bonne et si profitable, va bientôt tomber à l'infime rang des Fécules : tantôt poudre impalpable, c'est la *moussache* vendue souvent pour de l'Arrow-root ; tantôt granules, c'est le Sagou-tapioca ; ou bien grumeaux, c'est le Tapioca proprement dit. De même que le Tapioca représente l'amidon grumeleux de la farine de manioc, de même les Sagou, Arrow-root, Salep représentent les amidons granuleux ou pulvérulents des farines de Palmier, de Maranta, d'Orchis — quand ce bagage exotique ne se brasse pas tout simplement « avec la fécule de pomme de terre ou de *l'amidon extrait des blés gâtés et avariés.* » (Vernois, *Hygiène industrielle et administrative,* p. 244.)

L'indignité des Fécules ne devrait pourtant pas être un mystère ; les archives de la science sont pleines de faits et d'expériences qui les condamnent sans appel. D'abord, les tentatives avortées de Parmentier (1789) pour faire adopter la fécule de pomme de terre dans la fabrication du pain ; puis, les décisions de l'Académie contre les pains de cette composition présentés successivement par MM. Gannal (1833), Ducommun (janvier 1835), et

(1) Acide Prussique.

Arnal (avril 1835). Consultée par le gouvernement sur les qualités alimentaires de ces pains, l'illustre Compagnie se prononça chaque fois de façon à couper les ailes à la chimérique industrie.

La Fécule est si peu recommandable que son mélange avec la farine n'est rien moins que *filouterie*, si l'on n'abaisse pas le prix du pain dans une proportion relative. C'est une profanation d'en introduire frauduleusement dans la farine qui sert à la confection des hosties : « En 1856, on découvrit cette fraude dans une petite ville de province ; le fait vérifié fut soumis à l'évêque du diocèse, et, comme beaucoup de premières communions avaient été faites avec ces hosties, la cérémonie dut être recommencée. » (Chevalier. *Falsification des substances alimentaires*, t. I, p. 208.)

De cette dépréciation, on conclut aisément à l'infériorité des Cacaos, Chocolats, une fois associés au Salep, au Tapioca et autres Amidons plus ou moins exotiques. Dans l'intérêt des consommateurs, je le demande : pourquoi les satanées Fécules en si bonne compagnie ? Ce généreux Cacao s'en trouve-t-il plus savoureux ? plus digestible ? Des goûts et des couleurs il n'y a pas à discuter, je le sais ; donc, pas un seul mot sur la singularité de goût de ceux qui s'en délectent. Quant au second point... bien subtil qui le prouvera ! A la seule pensée de l'empois cuit, franchement, la main sur l'épigastre, ne sentez-vous pas quelque bondissement de fâcheux augure... Admettons cependant qu'on ait le cœur plus solide, que la digestion s'opère à souhait — il est si complaisant, ce pauvre estomac ! — voici maintenant le vice redhibitoire : ce Cacao pour sa part tant fertile en réparations nutritives ; ce Cacao qui vous nourrissait comme 2, par exemple, avant son association à la Fécule, après, ne vous sustentera tout au plus que comme 1 ou un 1/2 : il a baissé de 50 ou 75 p. 0/0 suivant les proportions du mélange, et je ne dénigre pas quand je soutiens que ces tripotages ne sont analeptiques... qu'à la quatrième page. Mon Dieu oui ! intention à part, c'est ponctuellement l'histoire de l'eau dans le lait : détestable spéculation au point de vue de l'hygiène.

Qu'on ne prononce pas le mot *légèreté* : expression à rayer du vocabulaire gastrosophique, qualité à taire ou plutôt défaut, infériorité, si l'on songe que les comestibles les plus *légers* sont les moins nourrissants ; si l'on réfléchit que de ces substances *légères*, il en faut une ration double, triple, quadruple, des aliments usuels pour obtenir une réfection à peu près semblable, — ce qui est loin d'être économique et pas du tout un moyen d'*alléger* la charge ;—enfin, si l'on veut bien se convaincre (maintes expériences sur les animaux en font foi) que, l'estomac rempli de ces prétendues *légèretés* et les digérant à merveille, on est sûr de défaillir, puis de succomber d'inanition. Convalescents, souffreteux, et vous du rude métier d'homme à la mode, leur demander un point d'appui, c'est comprendre vos intérêts à la façon d'un propriétaire qui, au lieu de poutres pour restaurer sa maison, enverrait à ses ouvriers des mirlitons ! Je parle très sérieusement : bon nombre de citadins de tous âges, et particulièrement de citadines, ne doivent leur pâleur, leur flaccidité qu'à ces simulacres d'aliments. Sur ce, digère dans le vide qui voudra et revenons à nos Fécules..... je veux dire aux témoignages qui les condamnent.

Nous avons encore les rapports des médecins de l'armée constatant l'affaiblissement des soldats quand on était forcé de remplacer le pain par le Riz ; sans oublier les mécomptes de ces pauvres troupiers, qui, moins restaurés par la soupe au riz que par celle qu'on leur trempait avec le pain de munition, de plus, tourmentés par la crue des urines et de grands dégagements de gaz, se plaignaient dans leur langage pittoresque : « Votre soupe avec votre diable de riz se résout d'un côté en vent et de l'autre en pluie. » (Bérard, *Physiologie*, t. II, p. 67.)

Que sa Seigneurie le Riz me pardonne cette pierre dans son jardin !... Après tout, pourquoi tant de morgue ! il nourrit, c'est vrai, mais juste pour empêcher de mourir de faim. Qu'on ne lui demande rien de plus : à preuve, l'apathie des castes d'Indous qui s'en alimentent exclusivement. Témoins aussi, parmi les mangeurs de riz, les Turcs ; avec leur force proverbiale, remporteraient-ils la palme à lutter contre les Auvergnats?...

Cette non-valeur du Riz déjà tant supérieur aux Fécules, — puisqu'il contient un peu de tous les principes d'alimentation et que dans celles-ci on n'en décèle pas la moindre trace, — ne donne-t-elle pas le démenti le plus formel à cette opinion, que Tapioca et Cie. sont d'une réparation substantielle... analeptiques. La Fécule analeptique ! (je restaure, je relève) dites cataleptique? (je dégrade, je démolis) ou je vous accuse de confondre *nourrir* avec *remplir*.

Mais abondance de preuves ne nuit pas, — la gent engouée est si difficile à remuer !

Voici le témoignage de M. Payen, sur la plus ambitieuse entre toutes, le Salep, aux magiques propriétés pour exaltation de puissances à certaines heures d'affaissement : « Sa composition ne saurait rendre compte des propriétés » qu'on lui attribue comme analeptique ou capable de res- » taurer les forces épuisées. Cette croyance repose sur un » préjugé qui s'est répandu en Europe, et que les annon- » ces pompeuses des charlatans ont entretenu. Ce préjugé

» pourrait avoir des conséquences fâcheuses, en inspirant » une confiance trompeuse dans une alimentation insuffi- » sante, non-seulement pour rétablir ou restaurer un » tempérament affaibli, mais même pour entretenir une » santé robuste : il contribuerait aussi à prolonger l'état » de débilité qu'une alimentation complète aurait pu faire » cesser plus ou moins promptement. (*Substances alimen-* » *taires*, p. 112.)

Le professeur et doyen Tardieu nous donne une triste idée de l'excellence des Fécules, en les comparant au Sarrazin : « Les propriétés de ce précieux végétal le rendent bien préférable à ces FÉCULES EXOTIQUES que nous faisons venir à grands frais. » (Tardieu, *Dictionnaire d'Hygiène*, t. II, p. 229.)

Bérard les réprouve absolument en ces termes : « relativement à la faculté de concourir à la réparation du corps, les Fécules ne peuvent remplir cet office... A coup sûr, ce ne sont pas les fécules qui produisent les chairs, puisque les muscles s'appauvrissent chez les animaux qui en sont nourris. » (*Physiologie*, t. II, p. 577.)

Ecoutons encore Raspail, le premier qui ait fait une étude approfondie de cette matière : « L'amidon de pomme de terre est bien moins nutritif que la pomme de terre, et l'amidon des céréales est mille fois moins nutritif que la farine ou plutôt l'amidon même cuit n'est pas nutritif du-tout. » (*Histoire naturelle de la santé*, t. I.)

Et cœtera... et cœtera... On trouvera plus loin (p. 43) en quel estime il faut tenir l'Arrow-root tant prôné pour les petits enfants.

Bien que je connusse le sort des chiens, des oies périssant de faim, estomacs et mangeoires garnis de Fécule, et, pour aller au-devant de cette objection que, probablement on n'avait expérimenté qu'avec les *indigènes*, je mis à l'œuvre les *exotiques*.

Je choisis pour sujets des animaux pas difficiles du tout, de jeunes canards. J'en nourris un de Tapioca, un deuxième de Sagou, un troisième d'Arrow-root, un quatrième de Salep, un cinquième d'une macédoine de ces quatre fécules, et, par comparaison, un sixième tout simplement de SON en bouillies à l'eau, comme les susdites, et à discrétion. Les canards aux fécules dépérirent de suite, puis succombèrent du troisième au quatrième jour, tandis que celui qui barbottait dans le SON prouva, par sa bonne tenue, combien il était mieux assuré contre la famine que ses compagnons d'infortune.

Avis aux voyageurs qui seraient tentés de s'aventurer dans le désert sans autre *biscuit*.

J'ai dit en commençant *mystifications alimentaires*, et je ne m'en dédis pas, à la pensée des mauvais tours que peuvent jouer les FÉCULES, même en dehors de la digestion. C'est l'histoire curieuse des métamorphoses de l'Amidon, dont l'à-propos n'est pas toujours de bon goût.

C'était jour de gala. Le potage de Damoclès, le Tapioca, mitonnait sur le feu ; quelques personnes étaient en retard, on attendait depuis dix minutes ; le Tapioca mitonnait toujours. La réunion se complète enfin ; on prend place, et le potage coule à pleins bords. O surprise ! ô désappointement ! ce n'était plus la grumeleuse et tremblante mixture dont on se délectait d'avance, mais quelque chose de louche, de gluant, de douceâtre, qui fit allonger la lèvre à chacun. Tableau : humeur de monsieur, moue de madame, chuchottements des convives, algarade à la cuisinière qui se venge sur le rôti. Pour quelques nuages dans le bouillon, voilà tout un dîner à l'envers : — moi, je pestais contre la Fécule, mais bien bas... ma voisine en vendait !

Le mot de l'énigme, le voici :

Elles sont si mal douées, les Fécules, qu'elles ne s'accommodent nullement d'être mijotées. Un coup de feu de trop et crac, les voilà qui fondent, qui fondent, qu'on n'y reconnaît plus rien. C'est tout bonnement une digestion artificielle comme au contact des ferments digestifs. *L'amidon n'attend pas !*

Telle fut l'aventure de notre affreux potage : l'empois solide choisi pour en faire l'agrément ne put tenir ferme sur le foyer ; dans la tourmente (et peut-être quelque chose d'étranger aidant : il peut tomber de tout dans un bouillon !), ses grumeaux s'éclipsèrent comme par un coup de baguette en une substance gommeuse, la *Dextrine*, laquelle dextrine à son tour se changea en *Sucre*. Certes, il n'y avait pas de quoi faire tant de grimaces... mais le gâchis sucré ne figurait pas sur la carte.

N'en déplaise aux amateurs, c'est ainsi qu'ils digèrent les Fécules — ils en font du Sucre ; c'est de toute rigueur pour qu'elles soient absorbées ; ce qui échappe à cette réduction sera rejeté excrément : « de l'amidon qui passerait dans le sang pourrait donner la mort. » (Bérard, *Physiologie,* t. I, p. 730.) Habituellement, cette métamorphose ne se fait pas attendre — à peu près le temps d'avaler, et le tour est fait. C'est grand malheur qu'on n'en retire rien de bon ; avec pareille digestibilité, quel trésor pour les disgraciés de l'estomac !

Au fond, la Fécule n'est que du Sucre travesti : la chaleur, la salive dont elle s'imprègne pendant la déglutition lui font jeter le masque. L'industrie en fait son profit, et l'on voit des sacs de fécules se transformer en tonnes de sirop. Tenez, voici une expérience bien facile : prenez une Fécule, crachez dessus, et voilà le bout de l'oreille qui perce.

Oui, je le répète, *piége* à l'estomac ! La Fécule soi-disant réconfortante ne l'est ni plus ni moins que le Sucre. Potage *féculeux*, bouillon *sucré*, le lest est le même, et même le profit qu'on en retire, c'est-à-dire nul. Sucre et Fécule ne font que passer, allant se résoudre, par la combustion organique en leurs deux éléments constitutifs, l'eau et l'acide carbonique chassés des poumons à chaque respiration. J'en appelle à tout le monde : le sucre est-il aliment de soutien ? peut-il satisfaire la faim ? eh bien ! alors, pourquoi le prétendre de la Fécule !

Cette *nullité* du Sucre et de la Fécule comme agents de restauration, je l'ai vérifiée par l'expérience suivante :

Trois petits chats pris sous la même mère furent sevrés : l'un avec du lait seulement, l'autre avec lait et fécule, le troisième avec lait et sucre — lait, sucre, fécule en poids égaux et à discrétion. Tous trois végétèrent à peu près dans les mêmes proportions chétives — je dis, à peu près, car il y eut une différence à l'avantage de celui au lait sucré ; on le comprend, mieux affriandé, il faisait toujours plat net. Mais c'est ici que ressort l'infériorité des fécules ; il en fut tout autrement d'un quatrième petit chat de la même famille, nourri comparativement de lait et *farine de froment*. Dès le huitième jour, il ne semblait déjà plus de la même portée, et, vers le quinzième, dodu et bien fourré, il témoignait en ronrons de satisfaction de l'excellence de sa lippée, tandis que les trois autres, assez maigres et le poil court, se lamentaient en miaulements plaintifs de l'insuffisance de leur ordinaire.

J'arrive à l'inévitable objection.

On ne fera jamais croire, dira-t-on, que la FÉCULE, répandue à si grande profusion dans les aliments végétaux, soit d'une nullité telle qu'il faille la reléguer aux accessoires.

Distinguons encore une fois et les AMIDONS aux flancs épuisés de l'usine, tapioca, sagou, etc., et les vraies Fécules du bon Dieu, toutes imprégnées de leurs quintessences nourricières, dans leur groupement naturel. Pour les premières, personne — n'ayant d'autre intérêt que la vérité — personne, dis-je, ne le contestera, il n'est pire ressource alimentaire ; quant aux secondes, hâtons-nous de reconnaître leur excellence.

Dépositaires du matériel de la nutrition (substances albumineuses, minérales, etc.), elles les présentent aux forces digestives dans une ordonnance extrêmement favorable à leur plus parfaite *utilisation* ; — de plus, après leur réduction en Sucre, elles les suivent encore dans le torrent du sang, les protégeant dans une dernière épreuve, celle de l'OXYGÈNE absorbé dans l'air pendant la respiration. Seuls et dans leurs minces proportions habituelles, ces principes alimentaires n'y résisteraient pas ; ils seraient *flambés*, c'est le mot : l'oxygène oxydant, brûlant tout ce qu'il approche. Mais la fécule est là, c'est-à-dire le Sucre qui en dérive, et le SAUVETAGE est assuré. Plein de *carbone et d'hydrogène*, excellents combustibles, c'est lui, le Sucre de fécule, qui supporte le premier feu : il est brûlé, détruit, et tandis qu'il se *consume*, les substances vraiment essentielles, *touchées dans une juste mesure*, peuvent se sanguifier au grand profit de l'organisme.

Tel est le rôle de la Fécule, son utilité, sa cause finale, si l'on veut : nous garantir le meilleur emploi des matériaux de nutrition de sa compagnie. On s'en passerait à merveille si les aliments végétaux étaient assez riches en apports nutritifs pour faire deux parts — celle de l'oxygène, véritable part du feu, et celle de l'approvisionnement du sang, unique but de l'alimentation rationnelle ; exemple : ces animaux se tenant en parfaite santé sans autre nourriture que du *gluten* purifié de sa Fécule. (Expériences Magendie.)

La chaleur qui se dégage pendant la combustion du Sucre de fécule n'est-elle pas un bénéfice de premier ordre ?

Certainement c'est un avantage, mais bien secondaire : à côté du sauvetage des essences nourricières — on meurt très bien de faim avec une température convenable, même exagérée.

Je passe encore sur la propriété de ce Sucre à se convertir en *graisse* quand il est incomplétement brûlé, faute d'une respiration assez active. Non, la graisse n'est pas la fibre, elle ne la fabrique pas, ne la durcit point ; elle l'annule plutôt dans ses molles étreintes. Et puis, l'homme doit-il se mettre à l'engrais comme le bétail ! Si j'osais, comme je m'appuierais de certain dicton de basse-cour rappelant que la graisse n'est point nécessité pour jouir de la vie dans toute sa plénitude. En résumé, si nous avons besoin de graisse, les corps gras des autres aliments ne nous approvisionnent-ils pas déjà suffisamment ?

Tout compte fait, comme produits alimentaires, les Fécules ne relèvent que du substantiel qui lui est naturellement annexé : leur valeur tombe à zéro dès qu'on prend soin de les isoler. Les Grands-prêtres des Sagou, Tapioca, auront beau se récrier, ils ne livreront jamais à la consommation, je l'ai déjà dit, que des *produits eunuques* de la plus déplorable stérilité. Défense à ces ingrédients de renforcer une ration quelconque par quelques unités supplémentaires : zéro est toujours zéro, au budget de la nutrition comme à celui des finances. Défense aussi d'intervenir utilement dans le bouillon ou le lait, qu'ils épaississent :

ces liquides, types d'aliments parfaits, renferment naturellement les deux parts, celle de la Combustion et celle de l'Incorporation ; augmenter le combustible par l'addition de la Fécule, c'est provoquer un surcroît de chaleur, allumer la fièvre. Remarquons en passant que les enfants saturés de Fécule ont toujours la peau chaude, les mains brûlantes, — je ne vais donc pas trop loin quand j'accuse les Fécules d'être *fiévreuses* !

On dira peut-être qu'une Fécule figure assez bien à l'ouverture d'un repas, comme *apéritif*.

Oui, pour les mâchoires qui mangent partout, de tout, et tout ! mais pour cette classe nombreuse de petits mangeurs, d'estomacs délicats, blasés, timorés, paresseux, dont l'appétit n'est qu'une velléité toujours prête à s'éteindre, qu'on me nomme quelque chose d'aussi affadissant, de plus écœurant que les bouillons à l'Empois ! Trop confiants consommateurs, sachez-le bien, avec ces insipides potages non-seulement vous faites de la mauvaise hygiène, mais vous vous exposez encore à de méchants repas. Pour ma part, bien que je m'accommode facilement de tout, en présence de l'empesant amidon, je ne puis m'empêcher de plaindre l'amphitryon de son affreux mauvais goût !

C'en est assez, je pense, pour qu'il ne reste ombre de doute sur l'*Indignité* des Fécules. Si quelqu'un résistait encore ! qu'il en fasse servir sur sa table pendant quelques jours seulement des plats à son choix et de *première facture*, ce sera le châtiment de son obstination ! et je me fie à la bonne foi de son estomac pour le voir bientôt se ranger de mon avis, affirmant plus haut que moi :

Les Tapioca, Sagou, Arrow-root, Salep et autres Amidons lessivés de l'Usine sont indignes à tous égards de la qualité d'aliments ;

Nourrir avec ces comestibles, c'est peut-être lester l'estomac pour quelques instants, mais à coup sûr, laisser mourir de faim.

De ces raisons de l'INDIGNITÉ passons maintenant aux faits particuliers de la MALFAISANCE, et l'on me dira ensuite si l'Exploitation des Fécules n'est pas une véritable conspiration contre la santé publique.

MALFAISANCE

—

Encore une absurdité de plus autour du berceau de l'enfant !

Jadis, pour suppléer à l'insuffisance du sein ou bien quand on était forcé de le remplacer par un autre genre d'alimentation, le choix n'était pas long. Le bon sens pratique indiquait tout de suite ces aliments d'une grande plénitude à la disposition de tout le monde : le lait, le bon pain, les farines, les œufs et les mets qui en dérivent. Ce n'était qu'une question de quantité ou de mode d'emploi, affaire de tact maternel ; quant à la qualité, personne ne doutait de l'excellence de produits sortis tout faits du grand laboratoire de la Nature. Et l'enfant, repu de la bouillie traditionnelle, s'endormait d'un sommeil plein de calme et de santé.

Nous avons changé tout cela !

Notre goût pour l'exotique, d'accord avec une soi-disant délicatesse, nous font préférer les Tapioca et autres NULLITÉS. Quantité de mères comptent sur ces misérables denrées pour se risquer dans un allaitement hasardeux, s'affranchirau plus tôt de ses charges, des embarras des nourrices, même, pour s'en passer tout à fait. Maintenant, je le demande, par ce temps de nourrices faisant de *l'abondance*, au milieu des mille motifs de santé, d'intérêt, de plaisir qui font nécessité de recourir de bonne heure à un supplément de nourriture, et, avec la difficulté de se procurer du bon lait dans les villes (où toutes les vaches à peu près sont phthisiques) n'ai-je pas cent fois raison de m'élever contre la sotte manie des Fécules? Il faut convenir aussi que les médecins ont beaucoup à se reprocher de ce côté-là, avec leurs colères contre les bouillies, « *ces mixtes qui n'ont pas fermenté*, » sans dire toutefois, les ingrats! par quels aliments ils avaient été préparés dans leur enfance aux rudes fatigues de la profession médicale.

Surtout, gardez-vous de plaider pour la tradition si peu que vous teniez aux bonnes grâces de la galerie! De la bouillie! s'écriait une dame grand'mère, c'est bon pour les *petits* des paysans... Mais c'est précisément pour cela, madame la raffinée, et pas pour autre chose que ces *petits-là* ont cette bonne mine dont vous êtes si jalouse, et c'est à cause de votre superbe dédain que vos héritiers pansus de Tapioca ne seront jamais que filles à pamoisons ou frileux emmitouflés de flanelle!

Savez-vous le grand défaut de ces bouillies dont vous faites tant fi? c'est d'être données sans mesure ou négligemment préparées ; le grain de fécule mal cuit, non éclaté, est à peu près réfractaire à la digestion ; tel il entre, tel il sort, non sans quelques dérangements d'entrailles. Beaucoup d'indispositions de ce genre cèdent à la seule précaution de prolonger davantage la cuisson, laquelle ne peut être complète, non pas après cinq minutes comme il est noté sur les produits dont on se sert habituellement, mais bien au bout d'un grand quart d'heure. Si les mamans, de leurs blanches mains, donnaient à la nourriture de leurs *bébés* le vingtième de temps et de soins qu'elles perdent à les gonfler de chiffons brodés, tout serait pour le mieux. Madame, ne m'en veuillez pas de cette réflexion, et croyez bien qu'une des grandeurs les plus réelles de la condition de mère est de savoir s'arrêter aux moindres détails, fussent-ils de l'humble domaine de l'art culinaire.

A propos de la bonne mine des enfants de campagne, on me dit : mais l'air, l'air pur des champs !

Oui, parlons-en, du *bouquet* que l'on respire dans les habitations des campagnards, où les nourrissons croupissent douze heures de nuit et six à huit de jour au moins, pendant la première année. Mais à la ville, dans les arière-boutiques, dans les ateliers, les trous de charbonniers, ne trouve-t-on pas des élèves d'aussi belle apparence que s'ils n'étaient jamais sortis du village! N'en doutez point, ceux-là ne mangent pas de Fécules.

Non, ce n'est point dans l'air du temps, comme on dit communément, que l'enfant fera provisions pour tisser ses muscles, durcir ses os, émailler ses dents, pas plus que dans l'Arrow-root à 10 francs le kilo ou le fameux Tapioca ; mais dans des aliments riches en principes capables de s'adapter, de s'organiser identiques, à tous les points de son petit individu. C'est de l'étoffe, du substantiel qu'il lui faut, et, dans notre engouement pour de superbes Amidons, qu'est-ce que nous lui offrons ? du vide, de l'illusion !

Si par incrédulité vous teniez à voir, à palper comment on pousse aux champs avec la pitance exotique, voici une adresse, rue d'Angoulême, 53 ; on vous montrera un petit être qui *sort d'en prendre*, aux environs de Sens, et vous jugerez s'il est assez chétif, assez flasque, assez noueux. Tout de suite, vous accuserez le mauvais lait de la nourrice, sa négligence, etc. Erreur. La mère vous le répétera : pas de femme plus soigneuse, plus attentive et mieux installée; jamais enfant de plus belle venue durant qu'il téta. Le rachitisme, cette déviation de la nutrition, n'est pourtant pas quelque sort jeté par le berger ; il faut donc s'en prendre au mode vicieux du sevrage, puisque l'enfant fut si bien favorisé jusque-là. Questionnez comment on s'y prit, et la mère vous répondra : avec ce qu'il y a de meilleur au monde, de plus *léger*, des *petits* tapiocas. Eh bien, la voici, la condamnation de cet ingrédient. Tandis que ce nourrisson se consumait, ballonné du Tapioca qu'on lui expédiait tout exprès de Paris, son petit frère de lait, presque du même âge (trois ou quatre semaines de différence seulement), allaité au même sein et sevré en même temps, mais chez les grands parents, porte à porte, et avec les *provisions de la, huche* s'épanouissait joufflu, gaillard et rustique!

Que chaque médecin cherche dans sa clientèle, dans ses souvenirs, il ne sera pas long à trouver bon nombre d'*atrophiés* de ce genre. Tel est le lot d'une masse d'enfants. Qu'on s'étonne donc moins de rencontrer dans les classes aisées, dans les familles opulentes, de petits êtres d'aussi chétive apparence que s'ils manquaient du strict nécessaire. Ne craignez pas qu'ils chôment du ventre! Toujours affamés et toujours remplis, ils ne finissent pas une digestion qu'ils en recommencent une autre ; mais comme ils ne s'exercent à peu près que sur des comestibles qui passent en ne laissant rien, rien, absolument rien dont ils tirent profit, ils s'étiolent, se lymphatisent, sans connaître jamais le sentiment de bien-être d'une réfection plantureuse.

Adieu le sommeil des digestions complètes! adieu le ton des chairs, les physionomies poupardes! On s'inquiète de la mauvaise mine de l'enfant, de sa maussaderie, de ses dérangements d'entrailles; on accuse tout: dents, vers, vaccin, la pluie, le beau temps, jusqu'à l'innocente feuille de salade mangée de si bon cœur l'autre semaine par la mère ou la nourrice, et la Fécule va toujours son train. C'est si léger, du Tapioca! et puis au besoin l'Arrowroot, la fécule de pomme de terre, ne sont-ils pas là? Mais Tapioca et Compagnie ne donnent pas mieux la satisfaction de l'estomac que les chansons dont on berce le pauvre affamé: il fond, se consume; les ferments digestifs dont il dispose ne suffisent plus à la Fécule dont on le gave: partie seulement est digérée, le reste rejeté intact. C'est une indigestion continue, avec diarrhée *féculeuse*, doublée bientôt d'une autre plus inquiétante, la diarrhée de famine, de consomption. La fièvre s'allume, l'alarme est à la maison. On consulte le médecin, et voilà le danger qui redouble: il y a gros à parier que par *ordonnance* on va remplacer le lait ou le bouillon qui servent d'excipient à la Fécule par quelque chose de plus ténu encore. C'est partie perdue, si la Providence, sous forme de quelque commère d'une grande expérience pratique, n'intervient à temps pour faire prévaloir la tradition sur la mode. Toutes les victimes des Fécules n'ont pas cette chance: Si quelques-uns reprennent le dessus, il n'en manque pas qui tombent dans le dessous, et bon nombre qui végètent cahin-caha toute une enfance maladive, bien heureux quand ils ne sont pas noués, mal formés pour le restant de leurs jours.

Telle est la malfaisance des Fécules que je défie bien qu'on me montre un de leurs élèves avec la face de prospérité et d'*aussi bonne trempe* que ceux nourris des produits de la nature. Depuis ces duperies d'estomac en voit-on assez de pauvrets malingres, efflanqués! et combien de familles frustrées du meilleur des grâces enfantines : les fossettes délicieuses, les chairs de tous côtés rebondies! C'est forcé, on ne tirera jamais une bonne récolte d'un maigre fond.

Les élèves aux Fécules portent généralement ce cachet de la misère physiologique : teint blême, quelquefois bouffissure du visage visant à l'embonpoint : yeux brillants, allumés; peau vide chairs flasques: membres grêles, mains brûlantes, soif, diarrhée, pas ou peu de sommeil, maussaderie continuelle: dentition laborieuse, marche retardée, presque toujours les amygdales volumineuses et les dents gâtées de bonne heure : — ils se rabougrissent rachitiques ou pour le mieux s'allongent lymphatiques, imprégnés d'huile de foie de morue et de tous les produits infects de la droguerie.

Tous sans doute ne sont pas *atrophiés* au même degré. Quelques-uns, en vertu de dispositions natives exceptionnelles, grâce aussi à la qualité des autres aliments qu'on leur abandonne après leur menu (véritable menu celui-là)! luttent avantageusement... il y a tant de ressources chez les enfants! J'en ai vu, de ces exceptions, j'en ai palpé, de ces privilégiés: eh bien! sans y regarder de trop près. j'ai pu m'assurer que sous le florissant mensonge d'une apparence satisfaisante. se cache le plus souvent quelque faiblesse radicale. Du reste. la règle ne saurait être amoindrie par l'exception.

Mais à côté de ceux-là si drus, si favorisés qu'ils s'épanouissent quand même, combien d'autres se flétriront si tout dans leur alimentation n'est pas garanti complétement reconstitutif! Comptons-les : et ces petits êtres déjà débiles à leur naissance; et ces innocents avec un vice héréditaire dans le sang ; et ces milliers si mal pourvus du côté matériel, sans oublier les victimes de l'Anglomanie (ceux que l'on veut *entraîner*, les nourrissant de bouillon, les bourrant de viandes — pratique sans exemple dans les mœurs britanniques et la plus favorable au développement du rachitisme.) Quelles espérances fonder sur leur avenir si peu qu'on les réduise à digérer à vide avec les Fécules !... Les superbes terrains à maladies ! et le beau jeu pour les Tontines !... Les enfants pétris de Tapioca me rappellent les édifices élevés sur le sable... gare aux coups de vent ! Ne comptez point sur leur résistance dans le cours d'une maladie, n'attendez rien de leur robusticité pour le service du pays. Est-il besoin d'être prophète pour le prédire : petites causes, grands effets ; le temps n'est pas loin où le Recrutement en décomptera avec les mangeurs de fécules, même pour l'inscription dans la Garde-nationale : — on sera réformé pour avoir été nourri de Tapioca comme certains pour avoir eu les écrouelles. Il y aura baisse dans le capital en hommes, quant à la qualité ; ô la Mode malsaine ! heureusement qu'on lui barrera le chemin, elle verserait du plomb sur les ailes de l'AIGLE IMPÉRIAL !

Ce tableau de la dégradation par les Fécules n'est pas de fantaisie ; je l'ai copié d'après nature, observant dans la rue, dans ma clientèle, dans ma famille, car j'ai le triste avantage de posséder les deux types en question : l'élève aux FÉCULES, l'élève aux FÉCULENTS avec nuances assez tranchées pour fixer une conviction. Et, ce qui condamne à jamais le bagage exotique, c'est que l'enfant que je leur sacrifiai, né sous les meilleurs auspices, allaité par sa mère, bénéficia d'ailleurs de l'hygiène la mieux entendue ; tandis que l'autre, plus chétive à sa naissance, éloignée chez une nourrice fatiguée, lymphatique et bientôt enceinte, à Paris même, au centre d'un quartier populeux, l'emporta toujours par le ton, la vigueur, la précocité de la marche et de la dentition... Mais j'avais fait école : de près ou de loin, la chère belle ne flaira Arrowroot ni Tapioca. J'ai bien d'autres griefs personnels :

Je m'affligerai toute ma vie d'une première enfant que j'eus la douleur de perdre dans sa septième année, et, aberration impardonnable ! nourrie pour une large part de ces ingrédients de famine, — non pas que je les rende directement responsables, mais j'ai la certitude qu'avec d'autres aliments, je lui assurais vingt fois plus de résistance contre la cruelle maladie qui l'enleva.

On comprend mon insistance...

Partout où pénètrent ces engeances, partout le même étiolement !

L'été dernier, je m'entretenais avec un ami des maléfices des Fécules, lorsque, m'interrompant : je ne m'étonne plus, dit-il, de la mal-venue de ma basse-cour, et je m'explique pourquoi ma cuisinière désespère de s'y approvisionner cette année. La malheureuse volaille ! ne s'était-on pas imaginé de la nourrir des balayures d'une Manutention de Fécules du voisinage, et, conséquence fatale, les poulets traînaient l'aile, maigres et rabougris. J'oubliais un détail : toute la bande s'en allait colliquativement dévoyée...

> *Oui*, le moindre grain de mil
> *Eût* bien mieux *fait leur* affaire.

Notons incidemment que les végétaux seraient également frappés de déchéance avec des fumures aussi épuisées de sucs nourriciers que le sont les Fécules : « qu'on offre à une plante un engrais de la sorte, elle produira des feuilles et pas de graines; du sucre, de l'amidon, mais pas de gluten. » (Liebig, *Chimie organique*, introduction.)

C'est peut-être le moment de rapporter comment j'ai été conduit à reconnaître la MALFAISANCE des Fécules; — propos de commères, dira-t-on; c'est vrai : la découverte de la vaccine se rattache bien à des propos de vachers !

Un jour que je m'extasiais devant la mine d'un petit enfant, naguère dans le dernier état de dépérissement, me félicitant intérieurement de ce beau retour à la santé, la grand'mère, marchande de marée, au ton narquois, vint couper court à ma satisfaction : « Vous croyez, docteur, que le petit bonhomme vous doit sa guérison ?... détrompez-vous; voici votre ordonnance, en voici encore d'autres de droite et de gauche : on n'en a rien fait. Ce qui l'a sauvé, c'est tout bonnement mon conseil de le nourrir à la *mode du pays.* » (Son accent limousin indiquait assez de quelle mode il s'agissait.) Puis, tenant absolument à me convaincre de la supériorité de sa méthode, elle se lança dans l'histoire de ses neuf enfants *qui poussèrent comme champignons dans le voisinage des Gobelins,* et termina en s'égayant fort gaillardement sur *les figures et les estomacs de papier mâché des petits bourgeois nourris de* KAPIOCA.

Cette boutade, ou plutôt cette guérison si bien obtenue sans autre intervention qu'un changement d'aliments, piqua ma curiosité Descendant aux détails, j'appris que l'enfant, bien portant jusqu'au sixième mois, avait été sevré à cette époque au profit d'un nourrisson, et avec du Tapioca; lequel Tapioca fut bientôt remplacé par de la Fécule de pomme de terre pour tempérer certaine irritation d'entrailles; que cette irritation s'exagérant, on avait coupé le lait des bouillies par quart, par tiers, par moitié et qu'on était sur le point de supprimer ce lait tout a fait quand on renonça à ce système pour celui de la grand'-mère; « heureusement, ajoutait celle-ci, que je le consolais de temps en temps avec une petite croûte trempée ! » (On se doute bien que ce n'était pas dans de l'eau.)

Aujourd'hui que je sais à quoi m'en tenir sur le pitoyable régime des Fécules, je crois volontiers que, sans cette croûte, l'enfant serait mort de faim.

Chemin faisant, je retrouvai assez de *sciences naturelles* dans mes souvenirs pour comprendre la leçon, car c'en était une. Passant en revue tous les enfants de ma connaissance élevés à la nouvelle Mode, je reconnus que pas un des survivants n'avaient échappé à la pernicieuse influence. J'en vis quantité, splendides à leur naissance, dorlotés dans tout le confortable et cependant aujourd'hui malingres, débiles, appauvris; je savais donc pourquoi ils avaient perdu la partie avec si beaux atouts! La guerre fut ouverte ; je commençai par crier gare ! partout où je pouvais rencontrer de ces denrées assassines ; puis, j'entrepris cette série de recherches et d'expériences pour les livrer à la vindicte publique.

Eclairé du seul instinct populaire, j'en savais déjà *plus juste* sur ce point capital de l'hygiène du jeune âge que beaucoup qui se piquent d'en avoir la meilleure entente. Je dis beaucoup, en prenne qui voudra de ce reproche, car presque partout je vois les fécules recommandées comme aliments de choix. Je me rétracte cependant en faveur d'un professeur de la faculté de Heidelberg, le docteur Moleschott, dont l'opinion sur la fameuse Fécule de Maranta, l'Arrow-root, fait trop dissonance au concert d'éloges pour n'être pas rapportée tout au long. Je copie : « On ne trouve de » substance nutritive dans la bouillie préparée avec la fé- » cule d'Arrow-root que ce que le lait ou le bouillon y ap- » portent, car il ne faut pas perdre de vue que l'Arrow-

» root ne se distingue de la fécule de pomme de terre qu'en » ce qu'il consiste en grains beaucoup plus petits et qu'il » forme avec l'eau bouillante une colle plus fluide. L'ar- » row-root, j'y reviens, *n'est pas autre chose que l'amidon.* » Avec une bouillie préparée d'Arrow-root et d'eau on » peut tromper l'appétit des enfants jusqu'à les laisser » périr d'inanition, mais non les nourrir, *et plus d'un en-* » *fant a été victime de ce déplorable préjugé qui voit dans* » *l'Arrow-root tant vanté un aliment complet.* » (Moleschott, *de l'Alimentation et du régime*, traduction de l'allemand sur la troisième édition, par F. Flocon, Paris, 1858, p. 241.)

Dire que c'est par kilog. que j'ai fait provision de cette *pénurie* pour nourrir mon enfant! et par quintaux dans une journée que les médecins la conseillent! Sur la foi de tel ou tel, l'Arrow-root me semblait si bien de l'archi-confortable que je ne vis rien de mieux à offrir pour *étrennes utiles* à l'enfant d'un confrère de mes amis.

Je ne citerai pas tous les maléfices des Fécules à ma connaissance ; le nombre en est trop grand, les détails trop minutieux : le lecteur ne m'y suivrait pas. Voici cependant quelques faits bien propres à faire réfléchir :

Dans le courant d'avril 1863, on me présente un enfant de vingt-deux mois, frêle, étique, sans ton, sans vigueur, grosse tête dans les épaules, poitrine en carène, gros ventre, jointures gonflées ; ne marche pas, n'a jamais marché, se traîne en cul-de-jatte — un rachitique, en un mot.

Pourquoi si piteux délabrement !

Ce n'est point héritage de famille : père et mère sont des types de conformation parfaite. Fallait-il s'en prendre à l'insalubrité du logis? aux mauvais soins d'une nourrice? encore moins ; il fut allaité par sa mère et choyé comme premier né vivement désiré : quant au milieu où il vécut, impossible d'être mieux favorisé — la maison de son père, ingénieur des ponts et chaussées d'un département du littoral de la Méditerranée, s'élève sur une place en terrasse, au bord de la mer, que l'on voit de face et en plein. J'insiste, jamais plus belle garantie d'une croissance facile et harmonique ; aussi, à part quelques indispositions communes à tous les enfants, prospéra-t-il à souhait jusque vers son huitième mois — je n'en veux d'autre preuve que l'évolution de ses premières dents, accomplie déjà à cette époque sans la moindre secousse. C'était de rigueur, l'enfant tétait une ration convenable et la renforçait souvent de quelque breuvage substantiel.

Voilà qu'en si beau chemin le sein s'appauvrit ; les boissons sont insuffisantes : il faut du renfort ; quel renfort choisit-on ! le dernier des derniers : j'ai nommé le Tapioca.

Ce fut le signal de la dégringolade. Elle se fit d'autant plus rapidement que l'on se trouvait dans un air vif, affamant. Les Fécules, nous l'avons déjà dit, n'ajoutent rien de nourrissant aux liquides qu'elles épaississent ; aussi, ce n'était que cris de famine à la maison. En présence de la fièvre, de la diarrhée qui se déclarent, la tendresse des parents redouble le danger ; on crie : à l'inflammmation ! et vite on coupe lait et bouillon, tout en diminuant encore le nombre des repas. Ce fut alors que le pauvre être se déforma, qu'il se noua. Grâce aux parcelles qu'il grapille à droite et à gauche, grâce aussi à l'huile de foie de morue dont on l'imbibe matin et soir, il parvient à son vingt-deuxième mois dans l'état que j'ai décrit.

Il était temps !

Renseigné sur le régime démolisseur qu'il subissait, je n'hésite pas. Je commence d'abord par écarter toute espèce de drogues, et, me rappelant les résurrections opérées aux hospices de Vienne, de Saint-Pétersbourg, je remplace les *uuagee* avec lesquels on affamait le petit misérable, non point par de la VIANDE CRUE comme là-bas, mais par des comestibles plus en harmonie avec nos habitudes culinaires — des aliments sérieux, pleins de restauration, de modestes FÉCULENTS d'une très grande richesse nourricière et sans la moindre prétention au rôle de *produits raffinés.*

Le bénéfice ne se fit pas attendre : dès le second jour, fièvre, diarrhée s'éteignaient ; sommeil, belle humeur revenaient, et l'on s'aperçut bientôt que l'on allait avoir de grandes satisfactions du côté de la marche et de la dentition. En effet, vers la quatrième semaine on sentait quelques dents pointer, et le petit cul-de-jatte se raidissant sur ses jambes s'aventurait seul dans l'appartement. Le pauvre enfant ! jouira-t-il jamais d'une bonne santé ? Je l'espère ; d'une belle conformation ? j'en doute... mais convenez qu'il faut y regarder à deux fois avant de sacrifier aux FÉCULES.

J'ai bien d'autres faits ; citons rapidement :

Un nourrisson de 15 mois revient dans sa famille fort et bien portant. Quinze jours se passent et le voilà qui dépérit d'un façon inquiétante. Ce n'était point le fait de l'acclimatement à un quartier insalubre : ses parents habitaient dans le voisinage du jardin du Luxembourg où le *bébé* s'ébattait toute la journée. On le drogue contre les vers, une fois, deux fois, sans autre résultat que d'aggraver la situation... On s'inquiète, on accuse *le mal du pays* et l'on songe à le renvoyer à la campagne. Consulté sur ces entrefaites, j'apprends que l'enfant est nourri de Sagou, de Tapioca. *Supprimer toutes Fécules, les remplacer par n'importe quoi* — LA SOUPE AUX CHOUX DE VILLAGE, *si l'on veut* !... telle fut ma prescription. On s'y conforma ; et l'enfant refleurit dans la grâce et l'embonpoint.

Une jeune mère, forcée de sevrer au sixième mois l'enfant qu'elle allaitait et désolée de le voir se fondre de jour en jour, me consultait sur l'opportunité d'une nourrice. Apprenant que c'était l'ARROW-ROOT que l'on avait choisi pour suppléer au sein, je fis une prescription *à peu près* semblable... et l'enfant s'épanouit à satisfaction.

Je rencontre souvent dans le monde trois sœurs, l'aînée âgée de six ans, maigres, veules, rechignées. Filles d'un riche propriétaire, on les confia cependant à de bonnes nourrices et dans les meilleures conditions possibles... les deux-tiers de l'année à la campagne ; mais, depuis qu'elles peuvent manger, on les gave de TAPIOCA... pas moyen d'en faire passer la toquade aux parents... C'est si léger !...

Je connais aussi un mangeur de SAGOU, d'une huitaine d'années, payant tribut à toutes maladies, non sans courir de grands dangers... à tel point que, pour la seule raison de son état maladif continuel, ses parents se sont vus forcés de quitter Paris pour prendre résidence définitive à la campagne.

Là où les Fécules font toujours *fiasco*, c'est quand on les emploie pour auxiliaires du biberon. Si quelques-uns échappent à cet engin meurtrier, certainement ils ont eu la chance d'être sustentés d'autres aliments. Je trouve dans mes notes cinq enfants de cette catégorie succombant avant le quatrième mois dans le *marasme féculeux*. Ils appartenaient pourtant à des familles assez fortunées pour n'avoir pas à compter avec les charges des nourrices,... mais on craignait le mauvais lait... et puis on était coiffé de l'excellence des Fécules.

Il y a quelques mois, j'avais le bonheur d'en arracher un à une mort prochaine, rien qu'en remplaçant le Tapioca par le FÉCULENT de bon aloi — toujours en souvenir de la pratique d'outre-Rhin.

C'était l'enfant d'un ciseleur, rue des Lilas, à Belleville, chargé de famille et ne pouvant faire face aux frais d'une nourrice. Le père le montrait comme curiosité... ce n'était plus qu'une ombre qu'on ne savait comment manier!... Eh bien! par le seul fait du changement d'aliments, sans drogues, rien qu'en remplaçant la misérable FÉCULE par le riche FÉCULENT, le petit condamné reprit tout de suite assez de forces et de soutien pour, quelques semaines plus tard, supporter heureusement la rougeole et ses conséquences.

A toutes ces *acrophies*, à toutes ces ruines qu'on ne cherche pas d'autre raison que l'infériorité des aliments; *la façon dont je réussis à les réparer démontre assez à quelle cause elles se rattachaient.*

Il est d'observation, aux Colonies, que les enfants des Noirs l'emportent toujours sur ceux des Blancs par la précocité et l'harmonie du développement. Pourquoi cette différence en faveur de la classe la moins heureuse?.. Tout simplement parce que les petits négrillons mangent du *pain de cassave*, aliment complet, tandis que les enfants des Européens, si peu qu'ils appartiennent à des familles aisées, sont nourris de *Moussache* ou de *Tapioca.*

La philosophie de tout ceci c'est qu'on devrait bien un peu moins perdre de vue que l'art d'élever les Enfants ne vient pas d'éclore; — qu'en matière aussi sérieuse il n'y a pas à hésiter entre l'expérience des siècles et les diaboliques suggestions de la Mode; — que sous peine de voir s'aggraver la lèpre de l'époque, le *lymphatisme;* sous peine de doter nos rejetons d'une vie stérile et pour le pays et pour eux mêmes, il faut renoncer à jamais au luxe des FÉCULES, véritables *gâteries* de l'Industrie moderne.

Pour nous, la Fécule ne cessera d'être notre DELENDA.. au nom de l'hygiène publique, et de l'intérêt privé des familles : CAVEANT CONSULES.!!!

Paris. — Imprimerie Dubuisson et Cᵉ, rue Coq-Héron. 5.

www.ingramcontent.com/pod-product-compliance
Ingram Content Group UK Ltd.
Pitfield, Milton Keynes, MK11 3LW, UK
UKHW021517260726
13993UKWH00004B/1721

9 782329 349848